AF464862

Saint-Gervais

de

1805 à 1905

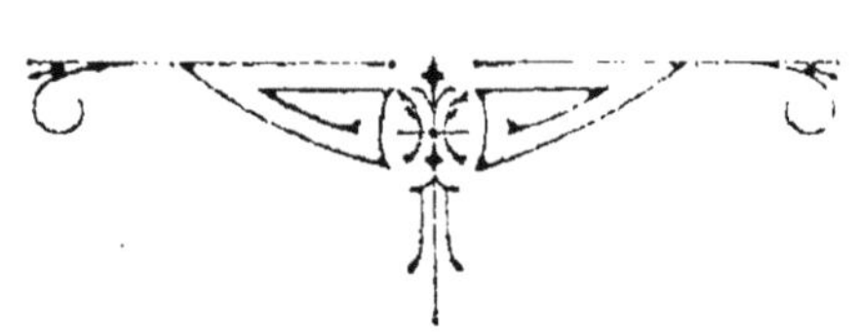

YON
TYPOGRAPHIQUE
e de la Barre.

1905

A mon Maitre

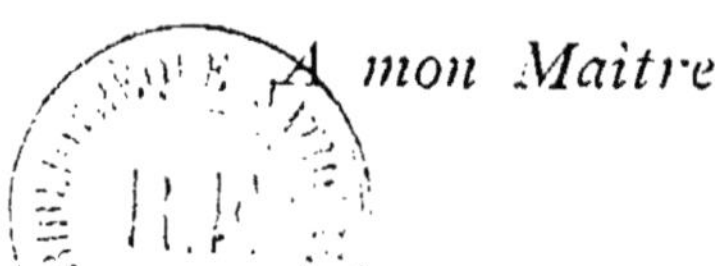

M. LE PROFESSEUR LANDOUZY

Hommage respectueux

SAINT-GERVAIS

DE

1805 à 1905

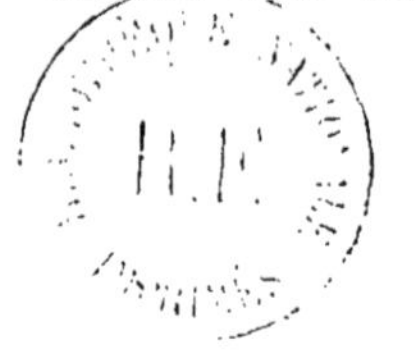

PAR LE

Docteur CLÉMENT PETIT

Ancien Interne Pre des Hôpitaux de Paris

Médecin consultant aux Eaux de Saint-Gervais

LYON

ASSOCIATION TYPOGRAPHIQUE

F. PLAN, rue de la Barre, 12.

—

1905

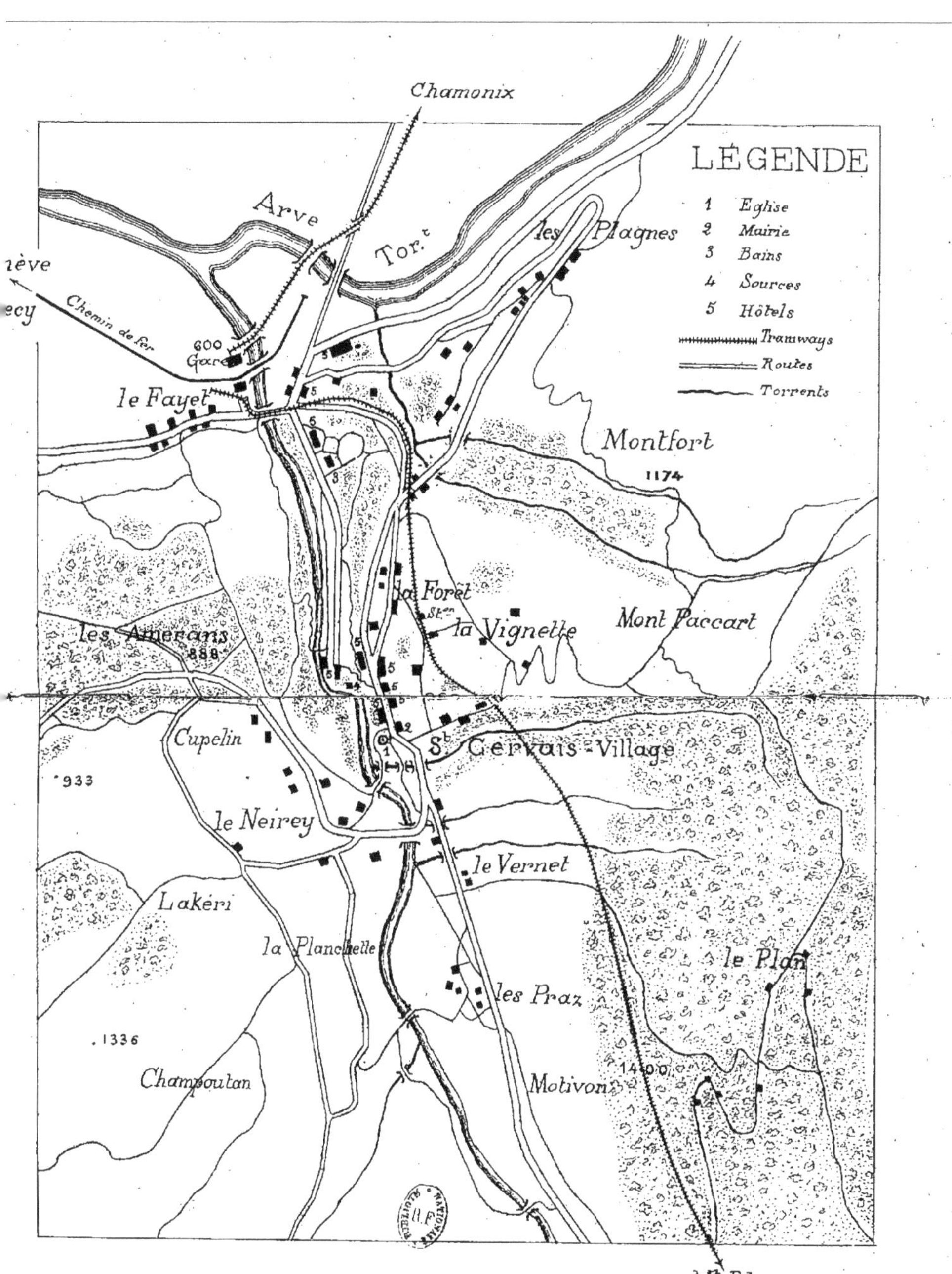

PLAN DE ST-GERVAIS

INTRODUCTION

Nous sommes loin, aujourd'hui, de l'époque où Montaigne pouvait dire, dans ses Essais, à propos des Eaux minérales : « J'ai choisi, jusqu'à cette heure, à m'arrêter et à me servir de celles où il y avait plus d'aménité de lieu, commodité de logis, de vivre et de compagnie. »

Nos Eaux minérales ont été soigneusement classées au point de vue chimique et physique. Aussi, croyons-nous inutile de nous arrêter à telles ou telles considérations sur l'efficacité des Eaux en général ou sur la mode qui faisait jadis le succès d'une station plutôt que d'une autre.

Grâce aux nombreux travaux publiés sur ce sujet, tous les médecins savent ce que valent ces ressources naturelles, mises aujourd'hui, à la portée du plus grand nombre.

Grâce surtout aux voyages médicaux organisés par les soins du Professeur Landouzy et du Docteur Carron de la Carrière, beaucoup ont pu, sur place, se faire une idée exacte de ce que sont nos Eaux françaises; ils ont pu apprécier la diversité extrême qu'elles offrent pour chacun des cas à traiter et surtout se convaincre de l'inutilité de faire appel à l'étranger. Nous y guérissons nos malades tout comme le font nos voisins.

Quoique nous ne soyions pas partisans d'accorder à une station toutes les vertus ou d'en faire une panacée destinée à soulager toutes les misères de l'humanité, il nous est impossible, à Saint-Gervais, de donner une indication unique. Autrefois, c'est-à-dire il y a une vingtaine d'années, la chose eût été plus aisée; mais actuellement, les Eaux n'absorbent plus seules toute la clientèle, il s'est créé au Village une station d'altitude d'une importance telle qu'il nous faut en donner aussi les indications et les contre-indications spéciales.

Toute la contrée est redevable de ce bon renom et de sa grande réputation à deux hommes dont nous sommes heureux d'honorer la mémoire par nos faibles hommages : M. Gonthard, notaire royal à Saint-Gervais et le Docteur de Mey, tous deux successivement propriétaires de l'établissement thermal de 1800 à 1882.

On a attaché leurs noms aux sources pour que tous sachent bien à qui est réellement due la station de Saint-Gervais.

DÉCOUVERTE DES SOURCES

Les bains de Saint-Gervais, situés au-dessous du Village, occupent sur les rives du Bonnant, affluent de l'Arve, une gorge étroite et profonde.

Ils ont subi depuis un siècle, date de l'invention des sources, tant de modifications, dues les unes au progrès de la station, les autres à la catastrophe de 1892, qu'il nous a paru intéressant de faire connaître en quelques mots l'histoire de leurs débuts avant d'aborder le côté purement médical des Eaux.

« Les jeunes bergers de Saint-Gervais, dit le Docteur Mathey (1), avaient remarqué la fonte plus rapide de la neige dans la partie la plus étroite du vallon et avaient été frappés de l'odeur particulière dégagée par les eaux d'une source proche du torrent : mais c'est au propriétaire M. Gonthard, notaire royal à Saint-Gervais, que revient l'honneur d'avoir pensé qu'il y avait peut-être là des eaux utiles à l'humanité en même temps qu'au pays.

« Aussi, s'empressa-t-il de faire part de sa découverte aux savants genevois de l'époque. Vivement intéressés, MM. les Professeurs Pictet, Tingry, Boissier et de la

(1) *Les bains de Saint-Gervais près du Mont-Blanc*, Genève 1818.

Rive, se transportèrent sur le lieu même de la source, commencèrent une analyse et prélevèrent des échantillons qu'ils examinèrent ensuite dans le laboratoire de l'un d'eux.

« Publiée en 1806, cette analyse fut fort prisée du monde savant d'alors, la *Bibliothèque Britannique* en donna un extrait en 1807, et M. Bouillon-la-Grange l'inséra dans son Traité des Eaux minérales de la France.

« Le Rapport qui fut lu à la Société d'Histoire naturelle de Genève conclut que « les eaux de la source Gonthard sont thermales et salines. »

« Ces premiers aperçus déterminèrent M. Gonthard à faire creuser le terrain. Un ancien ouvrier des mines de Servos, Pierre Kiesner, allemand de naissance, fit, sous la direction du notaire, en six semaines, et à lui seul, une galerie de 35 pieds de longueur qui fut continuée et prolongée par la suite.

« On ouvrit un creux de 10 pieds de côté autour de la source et l'on y établit les quatre premières baignoires pour faciliter les essais. Ils répondirent pleinement aux vues des médecins et aux vœux des malades.

« L'efficacité des eaux de Saint-Gervais fut constatée par de nombreuses observations particulières. Vite on acquit la conviction qu'elles sont salutaires dans plusieurs maladies chroniques de la peau, dans certaines affections nerveuses, rhumatismales, dans les engorgements ou les obstructions des viscères ou des glandes et dans les maladies particulières au beau sexe.

« Dès 1815, trois cents baigneurs vinrent, dans l'espace de quatre mois, demander à Saint-Gervais la guérison de leurs maux. »

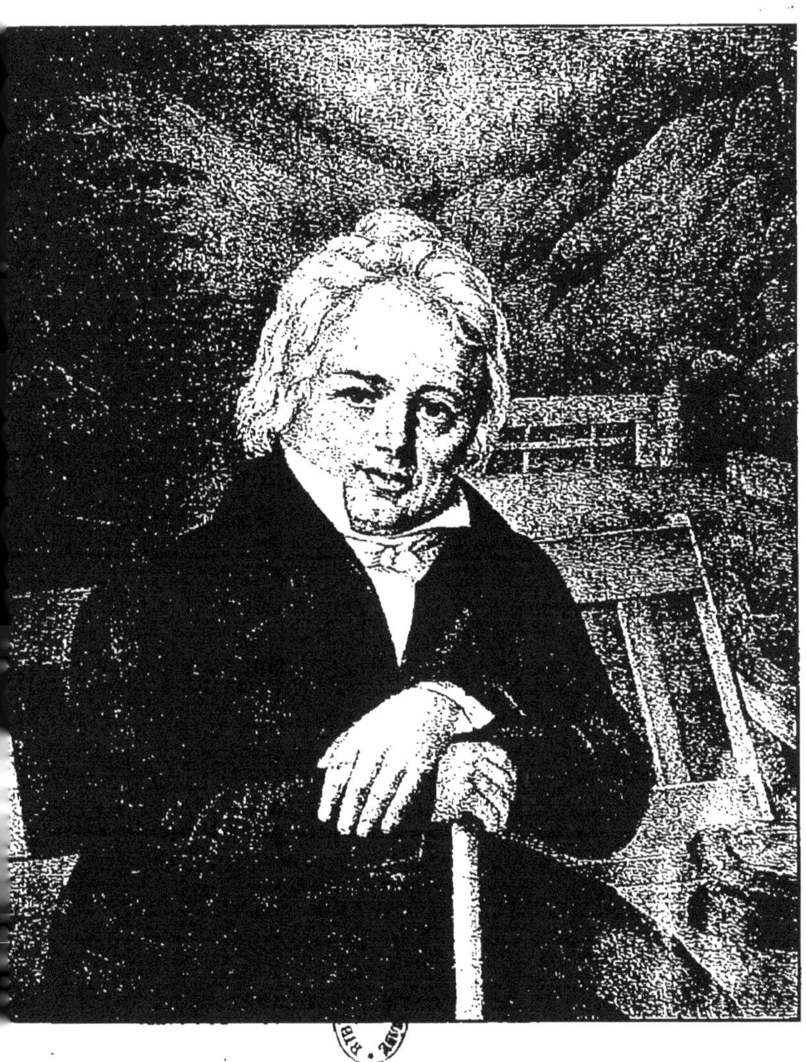

Gontard, notaire royal à Saint-Gervais.

ıé Numa Allantaz, d'après une ancienne gravure, dont nous sommes heureux de remercier ici M. le Juge de paix de Saint-Gervais).

BAINS PRIMITIFS [1]

« L'Esplanade des bains est de trois à quatre cents pas de long sur cinquante de large; elle offre une promenade agréable aux malades. Sur le bord du Torrent, à l'ombrage des ormeaux et sur une pelouse toujours verte, on vient quelquefois chercher la fraîcheur; de l'autre côté, au contraire, borné par l'escarpement que forme le pied du Prarion, le soleil du midi fait les délices de ceux qui sentent le besoin de se réchauffer après le bain.

L'édifice destiné aux logements et les cabinets des bains terminent l'esplanade au midi. De beaux sapins élèvent leurs têtes vertes au-dessus du bâtiment central; des massifs de roches irrégulières, pendant en ruines, l'entourent, et le torrent roule avec fracas ses eaux sablonneuses du côté de l'ouest. La nature sauvage contraste singulièrement avec l'aspect de l'édifice, flanqué de deux tours blanches, qui, se détachant du fond de la montagne, rendent cette vue tout à fait pittoresque.

Le bâtiment du centre se compose d'un rez-de-

(1) Nous empruntons la gravure ci-contre au livre du Dr Mathey et la description des anciens bains. *Loc. cit.*

chaussée et d'un premier étage. Aux huit chambres du rez-de-chaussée, correspondent huit cabinets de bains, séparés seulement par un corridor où s'ouvrent les portes intérieures des chambres à coucher.

Ce rez-de-chaussée composait, seul, tout le corps de logis en 1807. Aussitôt que les premiers essais eurent été faits et que l'expérience eut démontré les vertus de l'eau thermale, M. Gonthard fit élever le bâtiment d'un étage; les tours et leurs appendices furent érigés les années suivantes ».

Les baignoires primitives étaient en bois. A cette époque, où antisepsie et asepsie étaient encore ignorées, la conservation de la température naturelle de l'eau primait les précautions hygiéniques les plus élémentaires.

Le torrent était utilisé pour faire monter l'eau des sources dans les baignoires et aux douches, grâce à une machine qui n'était pas sans analogie avec celle de Marly.

Tel était dans sa simplicité l'établissement primitif de Saint-Gervais, où tous les médecins de la région envoyèrent leurs malades et constatèrent l'efficacité des Eaux.

Les guérisons obtenues firent bientôt connaître au loin l'établissement de M. Gonthard.

Au retour d'un voyage en Italie, en 1836, M. de Mey passa par Genève. Là, dit son biographe, il rencontra son beau-frère qui l'engagea à visiter les eaux de Saint-Gervais. M. Gonthard, déjà âgé, ne pouvait plus supporter la direction d'un établissement devenu trop important.

M. de Mey le lui acheta.

Aloys-François de Mey naquit à Popringhe, non

loin de Ypres, en Belgique, en 1793. Ses parents, pendant la tourmente révolutionnaire, avaient dû quitter la France, leur patrie, pour chercher un abri à l'étranger.

Il fit ses études de médecine à Paris et fut reçu Docteur en 1821. Il consacra sa fortune et sa vie à faire prospérer l'établissement.

Tel qu'il le fit construire, il se composait de deux corps de bâtiments parallèles au torrent et reliés par ce qui était jadis le corps de logis primitif. D'ailleurs, les deux hôtels actuels (des Bains et de la Montagne), tronçons respectés par la catastrophe, donnent une idée suffisante de l'architecture adoptée par M. de Mey.

Très instruit, très amateur de toutes les beautés de la nature, il avait organisé une bibliothèque de plus de 3000 volumes, un médailler de 1500 pièces anciennes et modernes, un cabinet de physique, un laboratoire de chimie.

« Il s'était plu à établir aux bains un esprit de famille, de mœurs patriarchales et des habitudes simples. Il craignait le luxe, et quand les étrangers se plaignaient de la nudité de leurs chambres, il leur demandait en souriant : « N'avez-vous pas une chaise ? n'avez-vous pas une table ? Eh bien, que vous faut-il de plus ! » *(Note de son Biographe anonyme.)*

Le Docteur de Mey resta aux bains de Saint-Gervais jusqu'à sa mort survenue peu après la guerre de 1870. Il était charitable, secourait toutes les infortunes. C'est lui en somme qui créa Saint-Gervais par la clientèle spéciale qu'il sut y attirer : les mêmes familles y revenaient chaque année ; de bonnes et sincères amitiés s'y créèrent, et il est juste de reconnaître que la vie qu'on y menait était bien faite pour reposer le corps et l'esprit.

En 1882, la Compagnie générale des Eaux et Bains de mer acheta l'établissement et le parc aux héritiers de M. de Mey, donna une grande impulsion à tous les services et compléta leur installation. Elle fit établir de nombreux cabinets de bains, de douches, des salles d'inhalation et de pulvérisation.

L'organisation était complète dans le fond de la gorge, et la clientèle augmentait avec le confortable procuré par les nouveaux propriétaires.

Subitement, le 2 juillet 1892, une poche d'eau de plusieurs milliers de mètres cubes, issue du centre du glacier de Tête-Rousse, rompait ses digues de glace et se précipitait dans la vallée de Bionnassay, ravageant tout sur son passage. Les sapins, les blocs de rochers, les maisons balayées par l'avalanche s'engouffrèrent dans la gorge des bains et transformèrent l'établissement en un monceau de ruines émergeant à peine d'une mer de détritus et de boue. Cent cinquante personnes périrent dans cette catastrophe. On put croire un instant les sources à tout jamais disparues.

BAINS ACTUELS

L'année suivante la Compagnie exécutait les travaux de restauration qui ont transformé la station et l'ont mise, on peut le dire, sans exagération, au niveau de tous les établissements similaires.

Le bâtiment adossé à la montagne avait été respecté par l'inondation : on y installa les bains sulfureux et les buvettes des sources Gontard et du Torrent. A l'entrée de la gorge, 800 mètres en avant des sources, fut élevé un établissement d'hydrothérapie répondant à toutes les exigences modernes. Cette construction se compose de deux parties symétriquement disposées de chaque côté d'un hall où sont les entrées des divers services.

Chacune de ces parties renferme, à droite et à gauche d'un corridor central, les cabinets de bains propres, clairs, bien aérés et munis de baignoires émaillées. A l'extrémité de chaque aile, les salles de pulvérisation, d'inhalation et le service complet des douches permettent toutes les combinaisons nécessitées par les divers cas à traiter.

L'eau minérale est distribuée à chacun des services par des tuyaux qui en conservent la chaleur ; une source d'eau froide (8°), peut avec une pression de 80 mètres, fournir aux applications les plus diverses.

Situé dans le nouveau Parc, cet établissement permet aux baigneurs de se reposer sous les ombrages, de respirer un air frais et calmant entre les diverses phases de leur traitement.

Pour remplacer l'hôtel primitif, la Compagnie a fait élever, ces dernières années, à l'entrée même de la gorge, un établissement de premier ordre où baigneurs et touristes jouissent de tout le confort moderne.

Deux cents mètres le séparent à peine de la station du Fayet-Saint-Gervais.

Il n'était pas facile autrefois de se rendre dans ce pays. Les express s'arrêtaient à Genève, et là on était obligé de prendre les diligences du Mont Blanc. Elles remontaient toute la vallée de l'Arve par Annemasse, Bonneville, Cluses, Sallanche, Saint-Gervais et gagnaient Chamonix par Servos et les Houches.

Quoique très pittoresque, cette course était longue dans ces peu confortables véhicules.

Le chemin de fer a singulièrement modifié le voyage : en 13 heures, sans changement de voiture, l'express de Paris nous conduit au Fayet-Saint-Gervais (1). Aussi l'affluence va-t-elle toujours croissant, et quoique très vaste, l'établissement actuel deviendra bientôt insuffisant.

(1) Viâ : Dijon, Mâcon, Ambérieu, Bellegarde, Annemasse, La Roche-sur-Foron, ou bien Aix-les-Bains, Annecy, La Roche-sur-Foron.

ANALYSE DES EAUX

Les sources de Saint-Gervais sont au nombre de trois :

La source Gontard.
La source de Mey.
La source du Torrent (sulfureuse).

La plus abondante est la source Gontard, elle donne 200 litres à la minute. La source de Mey en donne 30, et celle du Torrent 35.

Les plus récentes analyses, faites après la catastrophe, par notre ami et très distingué confrère le docteur Guérideau, et publiées dans son *Étude chimique, physiologique et thérapeutique des eaux de Saint-Gervais* (1) ont donné les résultats suivants pour la source Gontard, de beaucoup la plus employée :

Bicarbonate de chaux..............	0 gr. 2533
Sulfate de potasse..................	0 gr. 1166
Sulfate de chaux.....................	0 gr. 8464
Sulfate de lithine....................	0 gr. 1020
Sulfate de magnésie................	0 gr. 1440
Sulfate de soude.....................	1 gr. 4928
Chlorure de sodium................	1 gr. 6116
A reporter.............	4 gr. 5667

(1) Ouvrage récompensé par l'Académie de médecine.

Report............	4 gr. 5667
Bromure de sodium...............	0 gr. 0345
Silicate de soude..................	0 gr. 0837
Iode............................	Traces.
Phosphore.......................	Traces.
Arsenic.........................	Traces.
Hydrogène sulfuré.................	0 gr. 0016
Total...........	4 gr. 6863

La source du Torrent renferme très sensiblement les mêmes éléments. L'hydrogène sulfuré y atteint 0,0046.

La température des eaux est invariable aussi bien par les plus chaudes journées d'été que par les plus grands froids de l'hiver.

On l'a trouvée de :

39°	centigrades	pour la source	du Torrent.
39°	—	—	Gontard.
42°	—	—	de Mey.

Les eaux de Saint-Gervais sont employées en boisson, en bains, en douches, en pulvérisations et inhalations.

Elles sont d'ordinaire consommées à la source même, mais cependant on les exporte et beaucoup de malades se trouvent bien d'en faire usage en dehors de la saison des eaux.

Les sels contenus dans l'eau de Saint-Gervais expliquent leur action laxative, diurétique, calmante et en même temps tonique et reconstituante.

Selon la dose, la manière de les faire absorber, chacun de ces effets sera facilement obtenu.

En bains, la source Gontard est douce, onctueuse, décongestionnante. Seule l'eau sulfureuse de la source du Torrent est excitante. Elle est d'ailleurs beaucoup moins employée que la première.

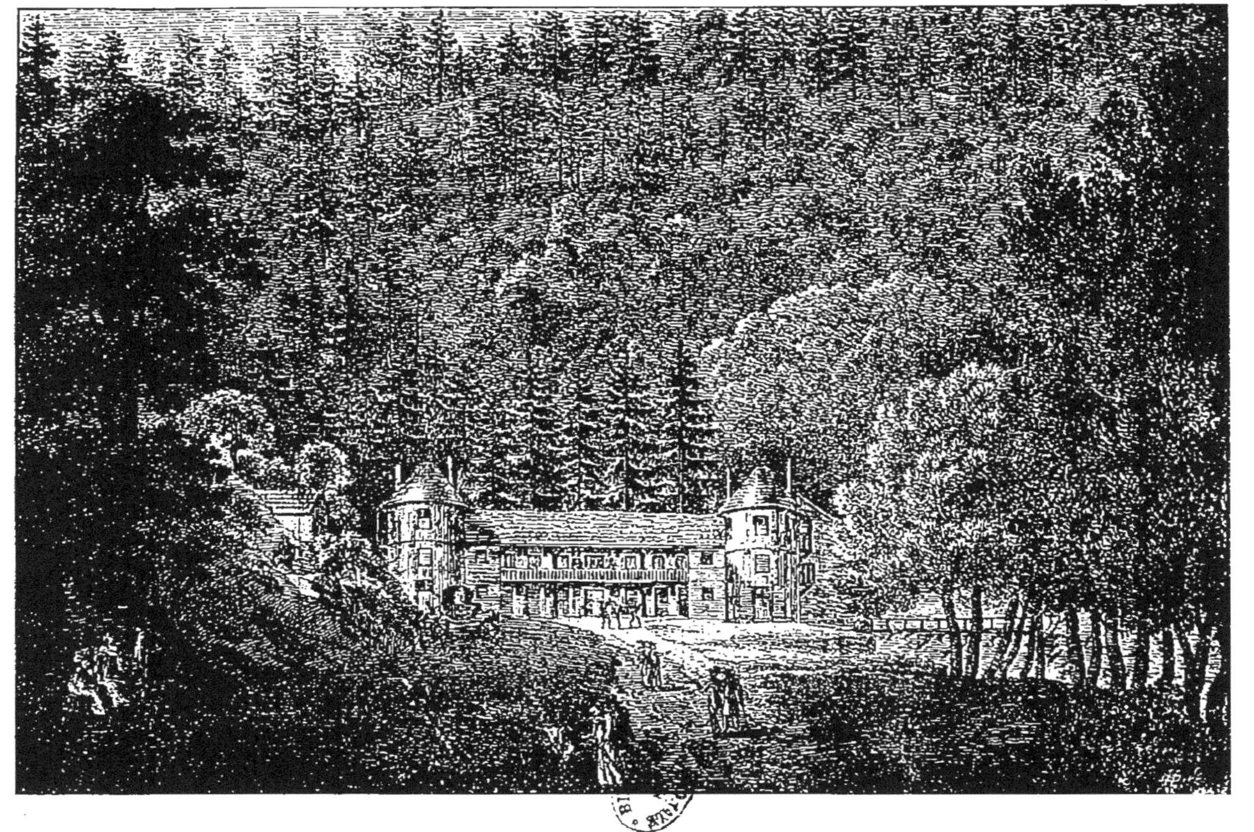

Vue de l'Etablissement thermal de Saint-Gervais, en Savoie.

(Cliché Numa Allantaz, d'après une gravure du livre du Docteur Mathey).

Comme dans la plupart des eaux minérales, on a trouvé du radium dans les eaux de Saint-Gervais; elles sont donc douées de radio-activité. Faut-il de ce fait tirer quelque conclusion au point de vue thérapeutique? Cette question nous paraît tout au moins prématurée.

INDICATIONS

Les premiers médecins de la station pensaient guérir avec les eaux beaucoup de maladies. Leurs observations tendaient à en démontrer l'efficacité dans : les névralgies, l'épilepsie, les paralysies, la débilité musculaire, suite de rhumatisme, d'entorse; l'hypochondrie, les maladies du système sanguin, le scorbut, les hémorrhoïdes, les maladies du système lymphatique, les maladies cutanées, les maladies des organes digestifs, les palpitations de cœur; la menstruation difficile, douloureuse; la chlorose, les maladies des oreilles, la goutte, etc., etc.

Sans vouloir contester leur bonne foi, il est plus exact de dire que les eaux de Saint-Gervais s'adressent aux manifestations du tempérament arthritique en général, et d'une façon toute spéciale à la plus pénible d'entre elles, à *l'eczéma chronique prurigineux à poussées aiguës fréquentes.*

En effet, la plupart des auteurs : Bazin, Hardy, Besnier, Billoux, sont d'accord pour reconnaître l'action élective de ces eaux dans les formes rebelles de l'eczéma.

Voici ce que dit Besnier : (1) « Saint Gervais, source

(1) *La pratique dermatologique*, note p. 184. t. II.

Gontard, saline, et source du Torrent sulfurée calcique : indication dans les formes rebelles subaiguës, indéfiniment traversées par des exacerbations avec suintement ; dans les formes localisées, torpides, dans les variétés intertrigineuses rebelles, ano-vulvaires en particulier. »

C'est surtout par leur action interne que ces eaux procurent la guérison. Cette opinion, longtemps niée par les médecins, finira par rallier tous les suffrages. Citons encore Besnier (1) : « La médication par les *eaux minérales* exécutée aux sources, vise l'état diathésique du sujet. Bien qu'elle ne soit utilisable que par une catégorie restreinte de malades, elle n'en a pas moins une importance pratique considérable, au point de vue réel, au point de vue de la suggestion thérapeutique, et en raison des conditions spéciales de tout ordre que réalise la cure exécutée aux stations hydrominérales. »

Et plus loin : « Dans le traitement *hydrominéral* de l'eczéma vulgaire, la cure minérale *interne prime* les pratiques balnéaires, les lotions, les pulvérisations, les douches. Les cas où il en est autrement sont constitués par les polydermites mixtes ou appartiennent aux stades avancés des eczémas torpides (2). »

Les eaux de Saint-Gervais prises, à l'extérieur, en bains, sont très calmantes pour la peau, mais elles doivent être maniées avec beaucoup de prudence au début du traitement.

Il n'est pas rare de voir des poussées aiguës après les premiers bains. Ceux-ci doivent être courts et ne jamais dépasser les températures de 33°, 34° au maximum.

(1) *Id.*, p. 171.

(2) *Ibid.*, p. 184.

Chez les hypernerveux, la douche chaude en pluie est souvent plus avantageuse que les bains; elles calme mieux leur surexcitabilité et peut être renouvelée soir et matin.

« A Saint-Gervais, a pu dire Billout, la guérison de l'eczéma est la règle, la non guérison l'exception. » A une condition, ajouterons-nous, c'est que cet eczéma soit une manifestation nettement diathésique.

Tous les malades que nous avons pu observer et qui rentraient dans la catégorie des arthritiques sont partis guéris; tous ceux qui étaieut eczémateux, non nerveux, non arthritiques, n'ont pas ressenti l'amélioration qu'on leur avait fait attendre.

Observation I

Mlle H..., 24 ans. Père et mère arthritiques. Grand-père atteint de sciatique rebelle.

Très émotive, très nerveuse, a souvent pris des crises de nerfs pour la moindre contrariété. Pas d'obésité.

Première poussée d'eczéma à l'âge de 20 ans, à la face et aux mains.

Fait en 1901, 1902, 1903 des saisons à la Bourboule :

Récidive chaque année pendant, ou à la fin de chaque traitement hydrominéral.

Fait, en 1904, une cure à Saint-Gervais.

Boit régulièrement 400 grammes d'eau de la source Gonthard, en trois fois, le matin à jeun.

La diurèse a notablement augmenté dès les premiers jours.

Les selles ont été faciles.

A pris des bains de la source Gonthard, à 34°, de 10 minutes à un quart d'heure.

La peau, rouge au début, facilement congestionnée et suintante, s'est peu à peu séchée; les croûtes et les démangeaisons ont diparu.

Partie guérie à la fin de sa saison d'un mois.

Pendant le traitement : exercice modéré, régime suivi comme on peut le faire à l'hôtel sans table de régime.

Cette observation est intéressante à plusieurs points de vue. L'arsenic, longtemps considéré comme médicament spécifique de l'eczéma, ne pouvait pas avoir d'action utile sur une arthritique dont il fallait augmenter les éliminations au lieu de la tonifier. C'était nuire à un organisme dont les déchets s'enmagasinent.

D'autre part, cette malade est nettement nerveuse, le lavage de ses reins avec l'eau de la source Gonthard, faiblement minéralisée, a contribué à désintoxiquer son système nerveux et elle est rentrée dans un état d'équilibre qu'elle avait, jusque là, recherché en vain.

De plus, elle s'est soumise aux prescriptions concernant l'exercice : elle n'a fait que de courtes promenades, renonçant aux grandes courses de montagne, qui amènent toujours, avec de la fatigue, une recrudescence de l'eczéma.

Elle n'a pu suivre un régime bien sévère, les tables de régime ne devant être inaugurées que cette année.

Observation II

M. X..., 56 ans. Eczéma de la jambe droite.

Phlébite du membre inférieur droit, il y a quelques annees.

C'est de ce côté que s'est développée une longue plaque d'eczéma suintant, croûteux, très prurigineux, qui occupe les deux tiers de la jambe.

Tempérament nerveux. Peu ou pas d'antécédants.

Obésité très considérable, gênante même.

Profession sédentaire.

Régime beaucoup trop riche.

Impossibilité de faire de l'exercice d'une façon suivie et méthodique.

Parti dans le même état qu'il était venu.

A cependant bu 600 gr. d'eau par jour, pris des bains et des douches pendant trois semaines.

Ce malade n'a pas trouvé à Saint-Gervais la guérison qu'il attendait. Absorbé par des études scientifiques fort intéressantes, M. X... les continuait sans relâche, ne quittant guère sa chambre que pour aller à la buvette ou à la douche. Il préférait ses livres aux promenades indispensables dans un pays où le repos intellectuel fait partie du traitement physique.

Le massage eût dû précéder la cure thermale, la mauvaise circulation de sa jambe expliquait l'eczématisation de la peau. Mais les vingt et un jours de traitement sont insuffisants en pareil cas, et nous verrons plus loin combien on devrait consacrer de temps à une cure pour qu'elle apporte un soulagement aux cas rebelles.

Observation III

M. A..., 40 ans. Nerveux arthritique.

Plaque d'eczéma très localisé à la jambe gauche sur le cal d'une fracture déjà ancienne du tibia.

Bains, 600 grammes de la source Gonthard en boisson.

Amélioration à peine sensible après dix-huit jours de traitement.

Comme dans l'observation II, cet eczéma n'était pas à proprement parler un eczéma diathésique, M. A... n'en ayant jamais eu ailleurs. La circulation en retour avait été troublée par la présence du cal, et nous pensons qu'un traitement autre que celui qu'on trouve aux Eaux lui eût procuré plus de satisfaction.

Observation IV

M. M..., 43 ans. Eczéma des deux pieds.

Profession sédentaire, ne prenant que peu ou pas d'exercice en temps normal.

Très impressionnable. Arthritique.

Démangeaisons très pénibles, surtout le soir, en quittant ses vêtements.

Croûtes en larges plaques sous les malléoles, sur les chevilles : suintement intense à la moindre marche ou à la suite de transpiration : menace de lymphangite.

Arrivé à Saint-Gervais le 5 août 1904.

Prend un bain quotidien à 33° de dix minutes et une douche à la même température en jet brisé.

N'a pas de poussée malgré la température excessive de cet été de 1904.

Boit 600 grammes d'eau de la source Gonthard,

Surveille son régime.

(Le régime lacto-ovo-végétarien lui avait été déjà prescrit à Paris par le Docteur Brocq.)

Dès le 18 août, tout prurit a cessé, la peau est cicatrisée, toute congestion a disparu : la diurèse a été très abondante.

A la fin de son séjour, le 26 août, M. M... part complètement guéri.

Nous avions eu à traiter un eczéma nettement congestif chez un arthritique. Dans les cas analogues, la guérison est la règle et donne raison au Docteur Billoud.

Si, comme nous le pensons, c'est par le traitement interne que se guérissent les eczémateux à Saint-Gervais, il est facile de concevoir des améliorations et même des guérisons dans certains états intestinaux, dans quelques cas de goutte, voire même dans d'autres affections de la peau autres que l'eczéma. Des eaux laxatives et diurétiques quelconques ont les mêmes effets, et si nous rapportons ici l'observation d'une furonculose guérie, ce n'est certes pas pour faire de la station un centre destiné aux malades qui ont des clous.

Observation V

M. M..., 35 ans, arthritique. Très occupé dans les affaires.

A souffert jadis du foie.

Ne peut se débarrasser de furoncles qui se succèdent sans interruption à la nuque, dans le dos, sur les membres ; il a, en vain, essayé tous les traitements externes et internes : la levûre de bière et même le ferment de raisin.

Arrivé le 27 juillet 1904, porteur d'un énorme furoncle à la cuisse.

Prend tous les jours un bain sulfureux (source du Torrent).

Boit 600 grammes de la source Gonthard.

Supprime la viande, le poisson, le vin, l'alcool, le café.

Se débarrasse de ce furoncle et continue sa cure sans en voir reparaître un seul.

M. M... a changé son existence, il s'est reposé, ce qu'il ne pouvait faire depuis longtemps ; il a désinfecté sa peau aux bains sulfureux, lavé son tube digestif et ses reins, toutes choses qu'il eût pu faire ailleurs.

Les affections hépatiques, la goutte, la furonculose sont traitées avec un certain succès à Saint-Gervais, comme à toutes les eaux laxatives et diurétiques.

Si les médecins veulent bien faire comprendre la réelle efficacité d'une source, *ils doivent s'attacher à en reconnaître la spécialisation :* ce sera le plus sûr moyen d'éviter des déceptions aux malades désormais mieux guidés.

HABITATION

Séparés par une différence d'altitude de 200 mètres, l'établissement et le village sont souvent confondus dans la pensée des baigneurs. Ils veulent, avec raison, associer la cure d'air à la cure thermale, et trop souvent

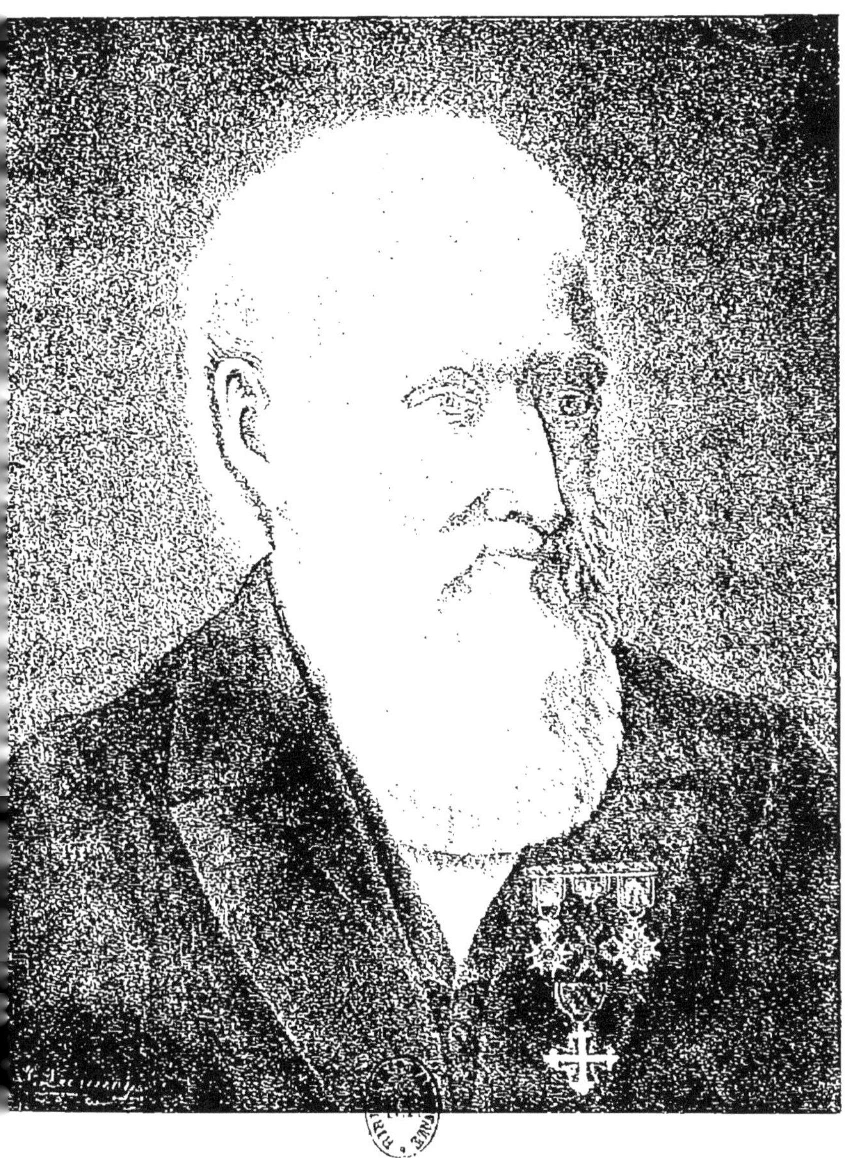

Docteur de Mey.

(Cliché Numa Allantaz, d'après un portrait gracieusement prêté par Mlle Lannois).

sacrifient celle-ci à celle-là. Aux eczémateux, nous n'hésitons pas à conseiller un des hôtels de l'établissement thermal ou du Fayet, car pour faire, avec des chances de succès, le traitement, il faut éviter toute cause de fatigue ; or, il est tous les jours démontré qu'un malade habitant loin des sources y arrive déjà las et rarement à jeun.

L'effet laxatif des eaux s'obtient facilement, même par l'ingestion d'une petite quantité quotidienne, pourvu toutefois que l'estomac soit en état de vacuité depuis la veille au soir.

Nerveux par tempérament, les eczémateux de Saint-Gervais doivent à la cure thermale ajouter de toute nécessité une cure de repos qu'un trajet trop long, chaque matin, rend absolument illusoire.

Quand le tramway du Mont Blanc, actuellement en construction, permettra de faire le trajet du village aux Bains en 10 minutes, les mêmes raisons subsisteront pour conseiller aux eczémateux de se loger à proximité des bains. Ils se débarrasseront du traitement le matin et pourront l'après-midi profiter de ce nouveau moyen de transport, ils concilieront ainsi le traitement thermal et la cure d'altitude sans précipitation ni fatigue.

Aux nerveux, aux neurasthéniques qui ont souvent besoin de l'air des montagnes et auxquels l'hydrothérapie n'est pas indispensable, nous conseillerons au contraire le séjour au village.

Si nous avons cru devoir insister sur ces détails, inutiles dans toute autre station, c'est pour éviter des mécomptes que nous avons souvent remarqués. Des malades habitant le village ont dû souvent interrompre leur cure : la fatigue du trajet leur étant plus funeste que le traitement thermal ne leur était profitable.

EXERCICE

Indispensable au traitement de l'eczéma, l'exercice doit être modéré. Tenté par la beauté des montagnes, captivé par les récits des touristes, le baigneur, trop souvent, dépasse ses forces. Il oublie la nécessité d'un entraînement préalable, et fréquemment un coup de soleil, une transpiration excessive ramènent un état aigu de la peau qui oblige le médecin à suspendre tout traitement balnéaire. Nombreuses et attrayantes sont les courses à pied qui ne demandent pas plus de deux ou trois heures de marche. C'est par elles qu'il faut commencer et consacrer ensuite la fin du séjour aux ascensions les plus pénibles.

Chemin de fer, tramways électriques, voitures de tous genres, mulets épargneront aussi bien des courbatures aux malades qui, de l'air raréfié des villes, passent subitement dans le climat le plus vivifiant.

DURÉE DU TRAITEMENT

Les vingt et un jours classiques ne reposent sur aucune donnée médicale ; ils sont toujours insuffisants.

Il est bien rare, en effet, de pouvoir sans arrêt prendre vingt et un bains de suite, et en admettant la chose réalisable, elle n'est pas à conseiller. Il est préférable de s'arrêter quelques jours après les tâtonnements indispensables du début et de faire ensuite un traitement bien rationnel : le médecin ayant déjà étudié le degré de susceptibilité et de réaction de la peau.

Les premiers médecins de Saint-Gervais gardaient leurs malades cinq et six semaines. Ils estimaient ce temps nécessaire pour arriver au but cherché. Si le climat de montagne joue lui aussi un rôle important dans la cure d'un eczéma, il est aisé de comprendre qu'en trois semaines on subit bien peu cette influence heureuse.

« Dans toutes les formes *subaiguës* de l'eczéma, du lichen, du pytiriasis, dit Labat, affections où les eaux sulfureuses sont mal supportées, Saint-Gervais convient on ne peut mieux. Il est bon que les bains et la boisson soient continués 40 ou 50 jours, c'est-à-dire le double du terme ordinaire adopté par les malades. »

Peut-être aurions-nous pu nous mettre d'accord avec le docteur Billout en prolongeant le traitement de ceux de nos malades qui sont partis non guéris.

Mais le médecin ne peut lutter avantageusement contre les usages adoptés par les baigneurs, par les chemins de fer, voire même par les Compagnies d'eaux thermales.

RÉGIME ALIMENTAIRE

Primant de beaucoup toutes les autres, la question du régime alimentaire pendant la cure thermale doit être étudiée avec quelques détails.

Anciennes et presque enfantines, les recommandations d'usage : pas de poisson, pas de gibier faisandé, pas de charcuterie, sont connues de tous. Elles sont insuffisantes.

Nos connaissances actuelles sur la diathèse arthritique nous permettent d'attacher à la qualité et à la quantité des aliments ingérés la plus large part dans sa production et dans son développement.

Depuis les travaux du Professeur Bouchard sur *le ralentissement de la nutrition*, les médecins ont cherché à se rendre compte du mécanisme par lequel se produit cet état spécial, dit arthritisme, et qu'on pourrait aussi bien appeler usure.

Nombreuses en sont les causes. Indépendamment des maladies aiguës, des intoxications, des tracas moraux, il faut avant tout considérer *toutes nos hérédités* et bien nous convaincre que nous ne sommes que des aboutissants, des résultantes.

De générations en générations, ceux qui nous ont précédé dans la vie ont usé et abusé de l'alcool, des vins généreux, des viandes trop nourrissantes, sans trop en ressentir les mauvais effets. Aujourd'hui la mesure est comble. Nos contemporains, fils dégénérés d'ancêtres vigoureux, mais trop bien nourris, subissent l'usure de la race et la paient de cette monnaie que nous appelons arthritisme.

Il semble raisonnable de rechercher si les aliments, si nuisibles à notre race, n'ont pas sur chacun de nous une influence capable d'augmenter, en les compliquant, les méfaits de notre tempérament arthritique.

Déjà les goutteux savent par expérience personnelle combien les excès de table leur sont nuisibles ; mais écoutons ce que dit Pascaut à ce sujet (1) :

« *L'arthritisme résulte d'un abus d'excitations alimentaires*, ou plus exactement, dans la plupart des cas, les excitations alimentaires jouent un rôle prépondérant, mais exclusif, dans la pathogénie de cette diathèse.

« Et cela se comprend, car de tous les excitants, l'aliment est le plus facile à manier : il est à la portée de tous, et réalise bien la cause banale de cette maladie banale qu'est l'arthritisme. En outre, parmi les aliments, il en est un certain nombre qui offrent l'avantage (si toutefois c'est un avantage) de produire une stimulation rapide, instantanée, de donner le coup de fouet nécessaire pour faire face aux exigences de notre vie tourmentée. Comment ne pas se laisser séduire par ces tout puissants agents qui, comme l'alcool, nous leurrent si agréablement en nous procurant pour un instant l'illusion de la force.

« Serrons les choses de plus près, si nous en voulons

(1) *Revue générale de Clinique et de Thérapeutique.*

tirer des conséquences pratiques. Tout aliment, par contact avec les muqueuses digestives, par excitation locale, éveille un réflexe, grâce auquel se fait le travail qui le rendra assimilable, mais, en même temps, détermine des manifestations d'activité générale plus ou moins marquées, allant de la simple sensation de bien-être, de réconfort, jusqu'à ce que l'on appelle communément « de l'excitation ».

« Cela posé, classons les aliments suivant leurs effets d'excitation locale et générale. En tête, vient l'alcool, si on peut lui donner le nom d'aliment; puis les substances dont la digestion s'effectue presque exclusivement dans l'estomac et le duodénum (matières albuminoïdes); ensuite celles qui se transforment dans le grêle (amidon, graisses et sucres); en dernier lieu vient le lait qui, dans la diététique, tient une place à part. Éliminons-le avec l'alcool, pour ne conserver que les aliments d'usage courant; nous nous trouverons en présence de deux catégories : aliments à digestion gastrique, aliments à digestion intestinale.

« Nous ne parlerons que des premiers, qui seuls rentrent dans notre sujet. Pawlow, qui fait autorité dans ces questions, a démontré que, par suite de la spécificité des glandes digestives, les substances azotées suscitent un afflux considérable d'acide chlorhydrique dans l'estomac, et par contre-coup stimulent très activement le fonctionnement de l'intestin et des glandes annexes. Avec elles, les digestions se font hâtivement, et l'appétit revient promptement à la charge, pressant, impérieux, réclamant sans cesse l'apport d'aliments nouveaux pour se satisfaire. De là à la suralimentation, il n'y a qu'un pas, et il est vite franchi, sans que rien ne vienne nous avertir que nous ingérons une quantité d'aliments supérieure à nos besoins réels. Dès lors l'organisme, mis en demeure d'utiliser ces excédents de matériaux nutritifs et d'énergie, accélère ses échanges, assimile, oxyde et désassimile avec ardeur, jusqu'à ce que, épuisé par ce surmenage quotidien, il s'achemine vers l'hypofonction, vers l'arthritisme. Précisons : *l'arthritisme résulte, avant tout, d'un abus d'excitation par les aliments à digestion gastrique,* ce qui revient à dire avec Maurel : « sans suralimentation, l'arthritisme n'existerait pas ».

« Mais là ne se borne pas l'action des aliments à digestion gastrique. Jetées dans la circulation, les matières azotées agissent encore comme excitants. Leurs dérivés, en effet, et en particulier l'acide urique et les leucomaïnes xanthiques, ont une étroite parenté chimique et physiologique avec la caféine et la théobromine, dont l'influence sur les systèmes circulatoire et nerveux est trop connue pour que nous y insistions.

« Cette excitation, remarquons-le, est comme la suralimentation, habituellement méconnue, l'accoutumance nous la masque; mais elle devient manifeste pour quiconque cesse brusquement de manger de la viande, il tombe à plat, comme le buveur privé d'alcool, ou le morphinomane sevré d'opium.

« De ce que l'acide urique et les xanthines abondent dès que se ralentissent les oxydations, on pourrait présumer que ces dérivés alimentaires ont leur utilité, que par leur puissance d'excitation ils viennent en aide à l'organisme qui fléchit; peut-être, mais cela ne modifie en rien le dénoûment fatal : en multipliant les excitations, on précipite la déchéance de l'individu. En médecine, on oublie trop volontiers que « les résultats immédiats ne sont presque toujours qu'une solution apparente et non sans inconvénients ».

« Excitant local et général, tel est donc le caractère de l'alimentation azotée. Excitant local, parfois utile à titre d'*apéritif et digestif* pour certains estomacs paresseux, lents à réagir, comme on en rencontre dans l'entéroptose et chez les arthritiques à ventre mou ; mais, même alors, ce n'est qu'un pis-aller, car comme excitant général, il est toujours nuisible à ces organismes en passe de se surmener ou déjà surmenés. Ce raisonnement s'appliquant *a fortiori* à l'alcool, nous conclurons : *sauf exception rare, l'arthritique doit proscrire de son régime la viande et l'alcool.* »

Nous avons cru utile, malgré sa longueur, de faire ici cette intéressante et concluante citation ; elle explique de la façon la plus nette la manière de voir, *toute d'observation,* des anciens spécialistes de la peau, qui proscrivaient les aliments les plus azotés parmi les aliments azotés. Il ne leur manquait, pour conclure aussi catégoriquement que Pascault, que les notions modernes de chimie biologique.

La boisson, aux repas, a elle aussi son importance, nous croyons cependant inutile d'y insister, car la suppression des vins généreux, des liqueurs, du café et du thé entre dans nos mœurs depuis ces dernières années

L'eau sans propriété bien définie et non gazeuse est celle qui convient le mieux aux arthritiques eczémateux (Alet, Évian, Vittel).

A la fin des repas, une infusion chaude de camomille, de verveine, de malt remplace avantageusement le café ou le thé.

Doit-on, dans ce pays de pâturages alpestres, boire beaucoup de lait ?

Cette question, fréquemment posée, est facile à résoudre.

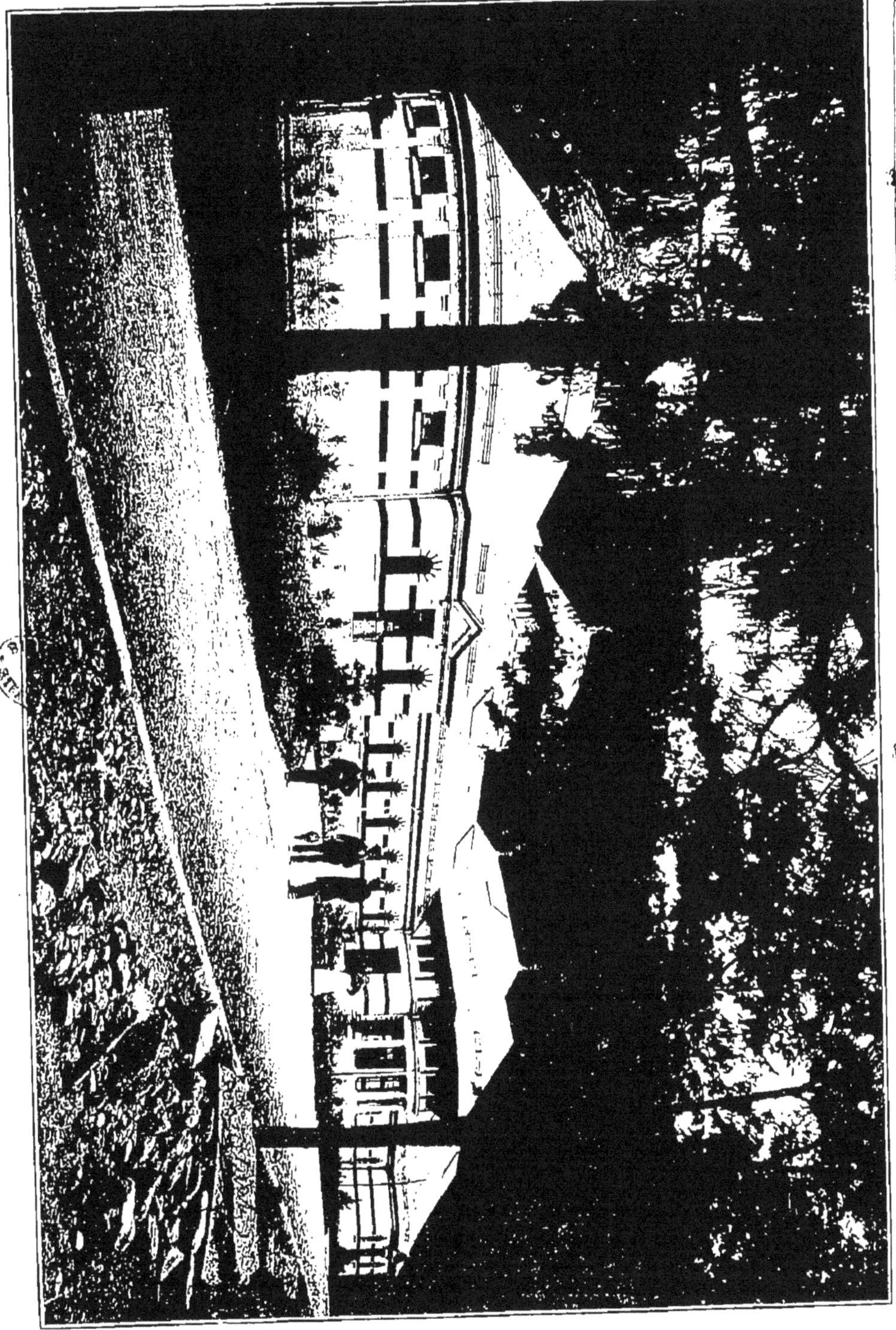

Le lait, en effet, est à la fois un aliment azoté et gras. Il ne sera employé qu'en petite quantité, en dehors des repas principaux, et rarement seul; le malt en fait une boisson plus digestive pour beaucoup d'estomacs, qui ne le supportent pas longtemps; il n'a qu'un avantage réel : il augmente la diurèse.

Sans insister davantage sur les raisons qui militent en faveur de la suppreseion des aliments azotés chez nos eczémateux de Saint-Gervais, nous avons cru utile de dresser ici trois listes : la première, des aliments défendus; la seconde, des aliments tolérés; la troisième, des aliments permis. En quelques mots, nous ferons de même pour les boissons.

Aliments défendus.

Saindoux, Margarine.
Fromages avancés, Roquefort.
Chester.
Pain de gruau, pain de seigle.
Pain chaud, pain mollet.
Croissants.
Soupes grasses.
Soupes aux choux ou à la graisse.
Soupes épicées (bisque).
Crêpes.
Beignets.
Pâtes feuilletées.
Brioches.
Babas.
Gâteaux à la crème (Eclairs).
Mokas.
Nougats.
Massepains.
Petits fours.
Dragées, fondants, bonbons de toutes sortes, chocolats pralinés ou autres, fruits glacés confits ou à l'eau-de-vie.
Tous les hors-d'œuvre : olives, radis, sardines, etc.
Choux, choux de Bruxelles.
Choucroûte, betterave, rhubarbe.
Conserves de légumes dans le sel.
Groseilles.
Cerises acides.
Nèfles.
Coings.
Figues sèches.
Ananas.

Aliments défendus *(Suite)*.

Fraises.
Framboises.
Tous les condiments autres que le sel, le vinaigre et le citron.
Gibier frais ou faisandé.
Ris de veau.
Cervelle et rognons de mouton.
Tête de veau.
Agneau, veau, chevreau.
Canard, oie, poularde.
Hareng, maquereau, saumon, anguille.
Boudin, saucisson, galantine, pâtés.
Huîtres, escargots, moules, langoustes.

Boissons défendues.

Alcool, liqueurs.
Vins de liqueur.
Vin de Bourgogne.
Vin de champagne.
Bières, surtout les bières étrangères.
Café noir.
Chocolat.
Cacao.
Thé.
Eaux gazeuses.

Aliments tolérés.

Fromages double crème (petit suisse).
Bondons, Brie, Camembert, Gruyère.
Mie de pain rassis.
Macaroni, nouilles, au beurre, au fromage.
Flageolets frais. / Lentilles et pois secs. / Haricots secs et fèves. } en purée passée avec croûtons
Glaces, entremets glacés.
Bœuf (filet, faux-filet, rumsteak).
Mouton (côtelette, gigot).
Poulet.
Dindon.
Poissons blancs très fraîchement pêchés.
Truite.
Brochet.
Carpe.

Boissons tolérées.

Vin de Bordeaux titrant peu, blanc plutôt que rouge.
Cidre ni trop dur, ni trop acide.

Aliments permis.

Lait cru ou bouilli, chaud, froid.
Crème fraîche.
Beurre, peu ou pas cuit, beurres végétaux d'amandes, de noix, de noisettes, de cacao.
Fromages à la crème, fromage blanc, lait caillé.
Pain, pain complet autant que possible.
Pain blanc de seconde qualité.
Pain grillé.
Biscotes.
Zwiebacks.
Breakfast.
Pommes de terre sous toutes les formes sauf frites, sautées ou en salade.
Patates.
Topinambours.
Macaroni ... ... | sauce blanche
Nouilles fraîches. | sauce tomate.
Riz.
Gruaus (grillés ou non) d'avoine, d'orge, de maïs, au beurre, au gratin, en croquettes, à la sauce tomate ou cuits à l'eau ou au lait, avec compotes ou confitures.
Soupes aux légumes longtemps *mitonnées*.
Entremets de consistance molle : crèmes à la vanille, au café, brûlées ; œufs à la neige et au lait. Charlottes de pommes au beurre ou meringuées. Soufflés et puddings légers, gâteaux de riz et autres céréales.
Biscuits secs de Reims, anglais, gauffrettes, d'avoine, langues de chat.
Echaudé.
Pain d'épices.
Madeleines.
Gâteau de Savoie.
Tartes aux fruits (?).
Sucre en nature (modérément).
Tous les légumes verts, sauf les choux, les choux de Bruxelles.
Salades cuites : laitue. scarole. endive. chicorée. pissenlit.
Epinards.
Cardons.
Céleri en branche.
Poireaux.
Carottes.
Navets.
Salsifis.
Crosnes.
Céleri-rave.
Citrouille.
Artichauts.
Choux-fleurs (?)
Conserves de légumes cuits à l'étuvée et légumes conservés par dessication.
Asperges.
Petits pois.
Haricots verts
Pourpier Tétragone.
Aubergine.
Tomate.
Melon.
Cuire tous les légumes à l'étuvée sans les blanchir, autant que possible. Les accommoder au beurre, au gratin, en croquettes ou en purée.

Aliments permis (*Suite*).

Fruits... Cerises douces. Abricots. Pêches. Prunes. Amandes fraîches. Raisin. Poires. Pommes. Figues fraîches. Bananes. Dattes. Raisins secs. Citrons.

Fruits conservés au naturel par cuisson à l'étuvée ou séchés :

Pruneaux.
Pommes
Poires
Abricots.
Pèches.
Confitures :
Gelées de fruits.
Miel.
Œufs sous toutes les formes, mais frais et pas trop fréquemment, peu cuits.
Condiments : Sel d'une façon modérée.
Citron.
Vinaigre.

Boissons permises.

L'eau non gazeuse.
Infusions, thé, café exceptés (1).
Sirops de fruits.

QUANTITÉ DES ALIMENTS

S'il est facile, jusqu'à un certain point du moins, de faire un choix parmi les aliments et de dire à l'arthritique eczémateux ceux qui lui sont utiles, bien plus compliquée est la question de quantité nécessaire à chacun, pour

(1) Ces tables ont été dressées d'après Armand Gautier. *Le régime alimentaire*, et Pascault *loc. cit.*

entretenir la vie, réparer ses forces selon son genre de vie, active ou sédentaire, intellectuelle ou purement physique.

Le calcul a cependant été fait d'une façon très précise par divers auteurs ; nous y arrêter ici serait dépasser le cadre que nous nous sommes tracés.

Cependant il est indispensable de faire quelques remarques générales qui, sans remplacer la balance, permettront cependant de ne pas commettre de trop grossières erreurs.

Trop souvent, en effet, on se croit obligé de manger beaucoup de légumes pour remplacer la viande et le poisson qui ont la réputation, mal justifiée d'ailleurs, de nourrir davantage sous un petit volume.

Ceux-là seuls qui n'ont pas fait l'essai du régime sans viande conservent ce préjugé. Les quantités à ingérer en œufs, en légumes farineux ou verts, en fruits, en graisse, n'ont nullement besoin d'être modifiées.

L'estomac s'accommode vite à ce nouvel état de choses, les sécrétions acides ne se produisent plus avec la même violence, les digestions se font plus lentement et le besoin de manger se reproduit bien moins impérieux, bien moins fréquent.

D'autre part, ce régime étant, par excellence, celui qui convient aux sédentaires et aux intellectuels, point n'est besoin de s'imposer, en le suivant, les exercices violents aujourd'hui à la mode : tennis, bicyclette, foot-ball, etc., qui sont trop souvent des causes de surmenage chez des malades déjà usés par tant d'autres excès.

La marche quotidienne, les promenades modérées suffisent pour aider la digestion des repas composés de végétaux, de lait et d'œufs.

Si nous avons autant insisté sur les adjuvants de la

cure thermale, si plus loin nous parlerons encore de l'air pur de la montagne si utile pour brûler les déchets d'organismes à nutrition ralentie, c'est parce que nous sommes profondément convaincus de cette vérité si bien exprimée par Hardy : « Les diverses précautions hygiéniques sont nécessaires, non seulement pendant la maladie, pour aider l'action des autres moyens thérapeutiques dans le but d'amener lr guérison, mais elles doivent être observées habituellement par les personnes disposées à l'eczéma et qui en ont déjà été atteintes. *Cette hygiène spéciale est le moyen par excellence pour prévenir autant que possible les récidives.* »

Une saison d'eaux bien comprise doit être, pour un eczémateux, non seulement un traitement, mais un enseignement.

SAINT-GERVAIS-VILLAGE

Si, quittant les sources, nous nous acheminons lentement par le sentier en lacets escarpés qui domine l'ancien établissement, nous ne tardons pas à découvrir la cascade de Crépin, remarquable par l'énorme volume d'eau qu'elle précipite dans l'étroite gorge des bains. Bientôt après, nous apercevons l'église admirablement située, sur un promontoire rocheux, qui domine tout le vallon. Quelques pas encore, et nous sommes dans la rue principale du village de Saint-Gervais (1).

Situé à 800 mètres d'altitude, ce chef-lieu de canton de la vallée de Montjoie occupe, sur les pentes du Parion, un vaste plateau plus long (du nord au sud) que large (de l'est à l'ouest).

Quoique entouré de hautes montagnes, il n'est pas encaissé, et le panorama circulaire dont il est le centre s'étend à une quinzaine de kilomètres, sauf du côté du levant, où le Prarion et la Tête-Noire le séparent de la vallée de Chamonix.

De ce merveilleux belvédère, l'œil peut plonger dans toute la vallée de Sallanche jusqu'à Cluses, Saint-Martin, Passy, s'élever vers les cîmes des Fiz, du mont

(1) 2000 habitants.

Fleury et du mont Joly, pour atteindre enfin les glaciers de la Bérengère et de Miage.

Construit sur la rive droite du Bonnant et exposé au couchant, l'ancien Saint-Gervais n'a pu, après la catastrophe de 1892, rester resserré dans d'aussi étroites limites, sa clientèle ne l'ayant pas abandonné dans ses malheurs.

Les ombrages devinrent des hôtels confortables, les villas se construisirent de tous côtés, et plus spécialement sur la rive opposée du Bonnant, de l'autre côté du Pont-du-Diable.

Une coquette agglomération de constructions modernes s'élève aujourd'hui sur les pentes du mont Joly, au Nérey, sur le chemin du joli bois des Amerans.

Si des capitaux étrangers ont, à diverses reprises, aidé les bains à s'agrandir et à prospérer, il n'en a pas été de même au village, et il est juste de reconnaître ici que les Savoyards de Saint-Gervais ont tout fait eux-mêmes avec leurs propres ressources, et cela, en un laps de temps relativement court, en douze ans.

Peut-être la station aurait-elle pris un essor plus grand et plus rapide, si l'esprit spécial des indigènes ne s'était toujours opposé à ce que j'appellerai « l'invasion étrangère ! » Cela est possible; mais Saint-Gervais ne serait pas ce qu'il est aujourd'hui, ni surtout ce qu'il sera demain, si l'œuvre si bien commencée passait jamais en d'autres mains.

L'aspect du village est, en effet, resté tout à fait simple, les constructions n'ont rien d'architectural; les prés, où paissent les vaches aux sonnettes joyeuses, séparent les habitations, et aucun mur ne vient gêner la vue. La montagne, dans toute sa réalité, a été respectée, on ne l'a pas enlaidie sous prétexte de l'embellir. Seul, l'éclai-

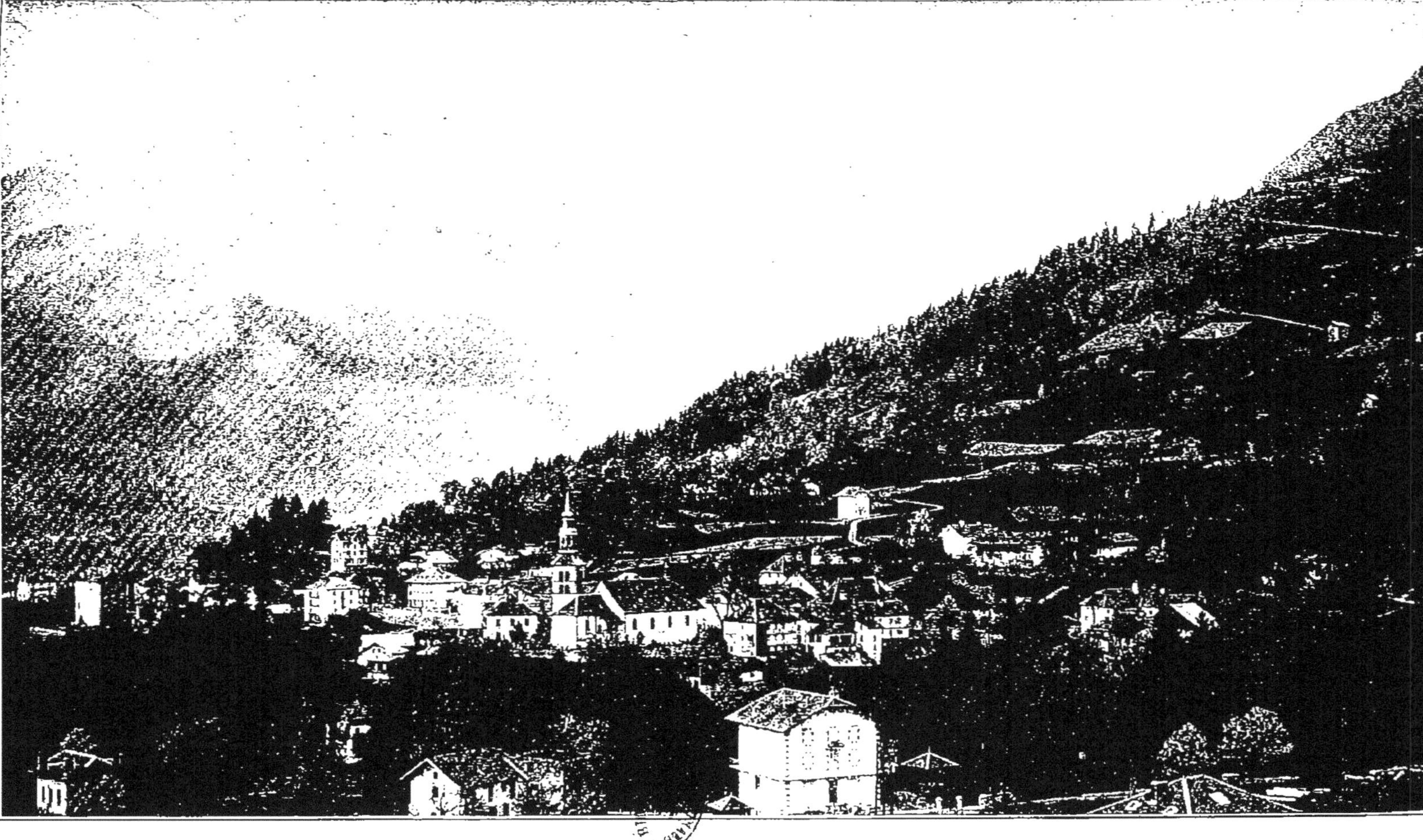

Vue générale de Saint-Gervais.

rage électrique, modeste et dissimulé, rappelle un peu la civilisation des villes.

Aussi ressent-on, dès l'abord, un calme et un repos qu'on chercherait en vain dans un centre plus mondain.

Les habitants, droits, paisibles et calmes, sont bien à proposer en exemple à tous ceux qu'envahit la sombre neurasthénie.

Accoutumé dès le jeune âge aux longs hivers dans la neige, aux frugals repas, à la résignation forcée des mois d'inaction, le Savoyard garde intactes sa sérénité, sa gaîté, son intelligence ; il subit ce qu'il sait ne pouvoir empêcher, et chaque printemps, accueille avec la même affabilité le touriste ou le surmené, qui viennent rapprendre à vivre de la vie vraie.

Le Savoyard est fait à l'image de la belle nature qui l'enveloppe : ses sens, ses organes se trouvent en perpétuel contact avec ce qu'elle a su produire de plus parfait pour le bien-être de l'homme sur cette terre.

Est-il besoin de répéter encore que Saint-Gervais est un des plus beaux pays de Savoie, voire même de Suisse, que les montagnes y sont variées : ici, couvertes de neiges éternelles; là, coiffées de magnifiques forêts de sapins; plus loin, gazonnées d'épais et riches pâturages; de ce côté, abruptes, rocheuses et stériles ; de cet autre, doucement et gracieusement arrondies ; par là, enfin, crénelées à la manière de châteaux-forts pour géants ? Que l'aspect de ces montagnes varie à chaque heure du jour, à chaque mois de l'année; que l'hiver tout y est blanc et glacé ; que l'été tout y est vert et souriant ?

Inutile, croyons-nous ; toutes ces choses ont été dites et redites. Arrêtons-nous plus longtemps à un élément absolument indispensable à l'homme qui veut se bien porter tant au moral qu'au physique : à l'air pur de Saint-Gervais.

AIR DE SAINT-GERVAIS

L'homme peut rester un temps plus ou moins long sans boire, un temps plus long encore sans manger, mais il ne peut cesser de respirer pendant cinq minutes sans mourir. Or, il est très remarquable de constater le peu de cas fait de cet élément vital par excellence avant ces dernières années.

Même après les découvertes de la fin du XVIIIe et du commencement du XIXe siècle, médecins, hygiénistes, pouvoirs publics, architectes, n'avaient guère de considération pour cet objet de première nécessité.

Pénétrons, en effet, dans la plupart des villes françaises, où de vieux monuments nous permettent de revivre la vie intime de nos aïeux, et nous serons frappés de l'exiguïté des chambres à coucher, des pièces familiales, dans lesquelles s'écoulait la majeure partie de leur existence.

Nos anciens collèges, aux plafonds bas, aux fenêtres étroites, aux cours noires et humides, ressemblaient plutôt à des prisons qu'à des centres d'éducation pour nos enfants.

Les alcôves fermées des anciennes maisons bourgeoises donnent la note vraie du mépris dans lequel était tenu l'air pur.

Les ateliers, presque tous au rez-de-chaussée, ne voyaient jamais le soleil ; mais en revanche l'humidité suintait aux murs et les salpétrait.

Ce n'est guère que dans ces vingt-cinq ou trente dernières années qu'une ère nouvelle s'est ouverte et que le culte de l'air a été propagé comme il le méritait, et comme des civilisations anciennes nous en avaient déjà donné l'exemple.

L'air contient de l'oxygène, de l'azote et beaucoup d'impuretés ; celles-ci s'appelaient autrefois miasmes, poussières ; aujourd'hui, ce sont des microbes, des microorganismes. Elles y sont très abondantes dans les villes, dans le voisinage des usines, des fabriques, et se raréfient près des forêts et sur les hautes montagnes.

Même dans les pays les plus élevés et les mieux boisés, l'air se vicie au contact de notre sang, de nos habitations, de nos foyers.

L'air est de plus chargé d'une certaine humidité, utile quand elle est minime, nuisible quand elle est trop forte.

Les odeurs rendent l'air désagréable et même malsain.

Enfin, l'air qui a servi à notre respiration devient toxique.

Ces faits sont d'un ordre trop banal pour qu'il soit nécessaire d'insister. Voyons ce qu'est l'air à Saint-Gervais et cherchons-en les raisons.

Le village est traversé du sud au nord par le Bonnant, torrent qui brasse perpétuellement l'air du fond de la vallée. Le soleil visite tous les quartiers, du matin jusqu'au soir : se levant derrière le Prarion, à l'est, il se couche de l'autre côté de la Pointe-Percée, à l'ouest. Il n'est donc pas une maison qui ne soit enveloppée par ses rayons chimiques et lumineux, supérieurs à toutes les étuves à désinfection. Ce courant d'air du torrent projette continuellement chacune des molécules de l'atmosphère sous ces rayons purificateurs, et comme si, mécontente du travail du jour, la tutélaire nature craignait, le soir venu, de ne pas avoir accompli son œuvre de purification, elle la parfait en chassant cet air, qu'elle a cependant si bien décapé.

En effet, aussitôt après le coucher du soleil, l'air chaud de la vallée de Sallanche s'élève dans les couches supérieures de l'atmosphère, et une brise sud-nord, venant du glacier, se précipite pour combler le vide, et balaye ainsi toute la vallée de Montjoie.

Fraîche en été, cette brise tempère les grosses chaleurs du jour, procure aux habitants des nuits reposantes et leur conserve l'appétit toujours languissant par la continuité du temps chaud.

Venue du glacier, cette brise est sèche, toute la vapeur d'eau s'y est condensée; c'est ce qui explique l'absence absolue d'humidité, non seulement au village mais, même dans la gorge où la poussière d'eau des cascades semblerait augmenter l'état hygrométrique. Loin des usines, loin des agglomérations, cet air n'est vicié ni par les odeurs, par les produits volatils toxiques : il est au contraire parfumé des mille et une senteurs que lui cède la riche flore des Alpes. Doué de toutes ces qualités, l'air de Saint-Gervais est éminemment *tonique* et *calmant en même temps*.

Qu'on ne suppose pas ici cette atmosphère semblable à celle de toutes les altitudes, ce serait commettre une grave erreur; cette fameuse brise du soir, signalée par les naturalistes, les touristes et les médecins, est spéciale à Saint-Gervais; elle n'existe que là et ne se fait pas sentir au delà. Elle remplace le vent qui, par contre, est absolument inconnu.

A Mégève par exemple, qui est situé à 1.200 mètres d'altitude, le vent souffle souvent en tempête comme dans la vallée de Sallanche, mais la brise bienfaisante de Saint-Gervais ne s'y produit pas.

Les immenses forêts de sapins qui bordent les rives du Bonnant contribuent dans une large mesure à compléter de la façon la plus heureuse la purification de l'air de Saint-Gervais.

Aussi, n'est-il pas téméraire de dire qu'à 800 mètres d'altitude, cette station jouit de l'athmosphère pure qu'on ne rencontre d'ordinaire qu'à 1.800 ou 2.000 mètres; avec cet avantage précieux que la pression n'y est pas affaiblie. Tous les déprimés peuvent donc s'y oxygéner sans craindre les accidents si fréquents dans la grande montagne.

Le climat est rude en hiver, la saison des neiges dure trois ou quatre mois, de décembre à avril. Mais le printemps, l'été et surtout l'automne y sont très agréables, le soleil y est chaud pendant le jour et, grâce à l'absence de vent, il n'est pas téméraire d'y séjourner de la fin de mai à la fin d'octobre.

Tel est le village heureux de Saint-Gervais où les conditions hygiéniques de tout premier ordre ont influencé les habitants au point d'en faire des hommes sains de corps et d'esprit, qui ont su par leur bon sens et leur économie constituer la station d'altitude la mieux appropriée à la cure des arthritiques, des enfants d'arthritiques et des neurasthéniques.

Comme il est arrivé dans beaucoup de stations suisses, l'industrie, dite des hôteliers, aurait pu enlever à ce pays toute sa fraîcheur, tout son naturel et, partant, toute sa valeur réelle, mais cet écueil a été évité et on a eu la sagesse de ne pas laisser s'implanter là haut les distractions malsaines de la ville et qui détonent à la montagne.

Des guides expérimentés et prudents savent encourager les touristes hésitants et les aider à gravir sans danger les montagnes de la région.

Enfin l'initiative privée a su doter le pays d'une excellente eau de source bien captée et à l'abri de toute contamination.

INDICATIONS

Rousseau dans sa nouvelle Héloïse s'exprime ainsi : « C'est une impression générale qu'éprouvent tous les hommes, quoiqu'ils ne l'observent pas tous, que sur les hautes montagnes où l'air est pur et subtil, on se sent plus de facilité dans la respiration, plus de légèreté dans le corps, plus de sénérité dans l'esprit ; les plaisirs y sont moins ardents, les passions plus modérées : les médidations y prennent je ne sais quel caractère grand et sublime proportionné aux objets qui nous frappent, je ne sais quelle volupté tranquille qui n'a rien d'acre et de sensuel. Il semble qu'en s'élevant au dessus du séjour des hommes, on y laisse tous les sentiments bas et terrestres, et qu'à mesure qu'on approche des régions éthérées l'âme contracte quelque chose de leur inaltérable pureté. On y est grave, sans mélancolie, content d'être et de penser : tous les désirs trop vifs s'émoussent ; ils perdent cette pointe aigüe qui les rend douloureux ; ils ne laissent au fond du cœur qu'une émotion légère et douce ; et c'est ainsi qu'un heureux climat fait servir à la félicité de l'homme les passions qui font ailleurs son tourment. Je doute qu'aucune agitation violente, aucune maladie de vapeurs pût tenir contre un pareil séjour prolongé, et je suis surpris que des bains d'air salutaire et bienfaisant des montagnes ne soient pas un des grands remèdes de la médecine et de la morale. »

Toutes les indications de la cure d'altitude tiennent en ces quelques lignes.

C'est aux surmenés, aux nerveux dyspeptiques, aux neurasthéniques que convient Saint-Gervais-Village.

Ils y trouvent à 800 mètres un climat qu'on ne rencontre d'ordinaire que dans la grande montagne et on constate que les malades y viennent d'eux-mêmes chaque année sans le conseil de leur médecin.

Les enfants nerveux ou issus de parents nerveux et arthritiques constituent la clientèle la plus nombreuse : ce fait bien observé par le Professeur Landouzy lui a permis d'attirer l'attention des médecins sur le parti qu'on peut tirer de Saint-Gervais en puériculture. Aux bains d'air ozonisé s'ajoutent l'exercice, la cure de terrain naturelle, facile à graduer, l'hydrothérapie et enfin l'eau en boisson, véritable sérum naturel, qui augmente chez eux les fonctions d'élimination.

« C'est parce que les affections justiciables de Saint-Gervais sont autant des neuro-dermatoses que des dermatoses que je voudrais voir les *héritiers* des *neurasthéniques* cutanés venir plus souvent ici, du seuil de l'enfance à la pleine adolescence, faire des *manœuvres annuelles* de *santé*... » (1).

Autant nous conseillons aux eczémateux d'habiter auprès des sources, autant exigeons-nous des nerveux et des enfants le séjour prolongé au village : le trajet aux bains devenant pour eux un moyen de traitement.

(1) Conférence faite le 12 septembre 1901, à Saint-Gervais, par le professeur Landouzy.

Voici d'ailleurs (prises parmi beaucoup d'autres), quelques observations intéressantes surtout par l'augmentation rapide de poids.

Observation VI

A. P.., 10 ans. Chétif, nerveux, hérédité nerveuse très prononcée.

Pleurésie au mois de mars 1904.

Arrive à Saint-Gervais-Village le 14 juillet 1904.

1re pesée	le 18 juillet	27 kilog.	500
2e —	le 25 juillet	28 —	500
3e —	le 1er août	29 —	700
4e —	le 8 août	29 —	900
5e —	le 16 août	30 —	400
6e —	le 23 août	30 —	700
7e —	le 31 août	31 kilog.	

Cet enfant a augmenté, du 18 juillet au 31 août, c'est-à-dire en six semaines, de 3 kilog. 500.

Quel a été son traitement ?

Il se levait à 8 heures et demie; s'étendait, jusqu'au déjeuner de midi, sur une terrasse bien exposée; jouait quelques heures l'après-midi après la première digestion, se reposait de nouveau, soupait et se couchait aussitôt.

Il n'a suivi aucun régime spécial, son appétit ayant été bon dès le début; il mangeait le repas commun à la table d'hôte.

En un mot : il s'est reposé, aéré, alimenté.

Observation VII

M. G., 14 ans. Arthritique héréditaire.

Appendicite opérée il y a deux ans, nutrition ralentie, développement physique lent; développement intellectuel très accentué. Constipation.

Arrivée le 8 juillet, pesait	40 kilog.	300
le 8 août, 2e pesée	44 —	600
le 30 août, 3e pesée	45 —	700

A bu de l'eau de la source Gontard.

A pris des bains salins.

Promenades courtes, au début, et coupées par plusieurs heures de repos, puis plus longues, et enfin, vraies courses de montagne, sans fatigue et sans perte de poids à la fin du séjour.

A quitté Saint-Gervais avec une augmentation de poids de 5 kilog. 400 gr. L'appétit était parfait. Toute constipation avait disparu.

Observation VIII

S. D., 13 ans. Père et mère arthritiques.

Arrivée le 27 juillet. Mauvais état général, estomac paresseux, digestions pénibles.

Furoncles.

Pesait 32 kilog. 600.

A pris des bains salins.

A bu de l'eau de la source Gontard.

Se promenait d'abord peu, se reposait souvent; s'entraînait progressivement pour faire à la fin du séjour de longues courses.

Pesait un mois après son arrivée 34 kilog. 200.

Ses furoncles avaient disparu, ses fonctions digestives s'étaient rétablies.

Les neurasthéniques trouvent à Saint-Gervais un élément de traitement essentiel : le repos.

Sans vouloir entrer ici dans les détails de la cure d'isolement au lit, si heureusement préconisée par Weir-Mittchel et qui a donné tant de résultats dans des cas réputés jusqu'alors incurables : il est indispensable de faire remarquer l'importance du repos dans les maladies nerveuses.

Ce n'est pas seulement le repos physique qui opère les transformations que nous observons dans l'état général, mais le repos intellectuel; l'absence des soucis quotidiens, l'éloignement des préoccupations d'affaires, d'intérêts, d'avenir; la séparation des siens et par conséquent des mille et un petits tracas de la vie familiale journalière.

Les habitudes du malade se trouvent modifiées du tout au tout sans pour ainsi dire qu'il en ait conscience. Les distractions qu'il peut se procurer sont d'un tout autre genre que celles dont il use d'ordinaire.

Ici point de théâtre, point de casino, point de courses comme dans beaucoup de stations en vogue, par conséquent point d'excitations énervantes, point de veilles prolongées toujours suivies d'un mauvais sommeil.

C'est aux beaux points de vue, aux promenades faciles, aux longues heures passées dans les bois de sapins qu'il faut demander les saines et salutaires jouissances dont nous sommes tous aujourd'hui beaucoup trop privés.

Observation IX

M. X., 59 ans. Profession sédentaire. Arthritique, variqueux, digérait et marchait bien jusqu'en 1903.

Actuellement : Flattulences, digestions lentes, sans crampes, aigreurs; somnolence après les repas, selles régulières, constipation passagère.

Troubles nerveux : Excitation morale, vertiges intenses mais rares, dyspnée allant jusqu'à la perte complète du souffle. simulant une crise d'asthme. Spasme de la glotte et de l'œsophage, avec efforts convulsifs par déglutition de la salive.

Ces accidents sont attribués par le malade à des dépressions barométriques!

Très amaigri, très fatigué, M. X. s'occupait d'affaires très compliquées dans une grande administration, et sa responsabilité était très engagée.

Voici en quoi consista son traitement :

Douches chaudes quotidiennes, en jet brisé, sur la colonne vertébrale, suivies de massage général.

Queques gouttes d'acide chlorhydrique avant les repas, dans un peu d'eau.

Dès les premiers jours, le repos intellectuel amena une amélioration considérable dans les troubles de la déglutition, les spasmes cessèrent, et le sirop d'éther, jusque-là employé par M. X., fut supprimé.

L'appétit augmenta, les forces revinrent.

Au repos prolongé des premiers jours, fut substituée une promenade à plat d'une vingtaine de minutes, avec arrêts fréquents; progressivement, la longueur des promenades fut augmentée.

Le sommeil étant revenu tout à fait normal, quelques courses en voiture furent permises, elles ne fatiguèrent pas M. X. et ne lui causèrent pas de troubles nerveux. Ceux-ci ne reparurent d'ailleurs plus, et à la fin de son mois de traitement, il avait engraissé de 2 kilog.

Se trouvant bien, M. X., en quittaut Saint-Gervais, voulut faire un séjour dans une station plus mondaine, située à peu près à la même altitude; il dut l'abréger, les conditions de tranquillité et de repos n'étaient plus les mêmes, ses malaises semblèrent vouloir reparaître.

Il rentra chez lui et ne reprit que progressivement toutes ses occupations. Deux mois après sa saison, nous l'avons revu en bonne santé.

Cette observation présente un intérêt tout particulier au point de vue du repos intellectuel que trouva M. X... à Saint-Gervais, à la cure d'air il ajouta l'hydrothérapie calmante du système nerveux mais il perdit pour ainsi dire le souvenir de ses préoccupations morales journalières; il avait abandonné et ses affaires et sa responsabilité en d'autres mains; il était soulagé d'un poids pesant qui influençait son état général aussi bien que son état dyspeptique. Il est certain que dans un centre plus civilisé, moins naturel il n'aurait pas aussi vite retrouvé son équilibre, l'essai qu'il a tenté à B..., le prouve avec évidence.

CONTRE-INDICATIONS

Il est une catégorie de malades qui ne se trouvent pas bien dans cette station, ce sont les tuberculeux à lésions ouvertes : les variations de température y sont trop brusques et nous avons pu à plusieurs reprises en constater les méfaits. Les hémoptysies sont fréquentes, la fièvre augmente, le séjour au lit ou à la chambre deviennent nécessaires et les malades s'en vont plus affaiblis qu'ils n'étaient venus. D'ailleurs les médecins du pays sont tous d'accord pour affirmer la disparition rapide des indigènes qui ont été contracter la phtisie à la Ville et qui ont pensé se guérir au pays natal. Pour ce motif il n'y a pas pas de tuberculeux dans ce pays. Ceux qui, y étant nés, ont la sagesse de ne pas le quitter conservent leurs poumons indemnes de toute lésion bacillaire. Les cardiaques, les athéromateux séniles ou prématurés, les emphysémateux avec bronchite chronique, les rhumatisants devront, eux aussi, s'abstenir de faire un séjour à Saint-Gervais. Les enfants lymphatiques enfin trouveront plus d'avantages au bord de la mer que dans cette altitude.

CONCLUSION

Saint-Gervais est une *station thermale d'altitude* indiquée pour les *neurasthéniques jeunes* ou *adultes d'une façon générale* et,*plus spécialement pour les arthritiques à manifestations cutanées eczémateuses.*

Association Typographique Lyonnaise, rue de la Barre, 12. — F. Plan, Directeur.

www.ingramcontent.com/pod-product-compliance
Ingram Content Group UK Ltd.
Pitfield, Milton Keynes, MK11 3LW, UK
UKHW012252240726
13966UKWH00004B/1393